Gotta

(Forma grave di artrite)

La dottoressa Sheila Harrison

Disclaimer

Questo contenuto serve a fornire informazioni generali sulla malattia e mira a consentirti di cercare assistenza medica tempestiva, se necessario, per prevenire complicazioni. È fondamentale sottolineare che queste informazioni non sostituiscono la consultazione di un medico qualificato. Il campo della scienza medica è in continua evoluzione e, data la natura dinamica della conoscenza medica, ti consigliamo di chiedere il parere di un esperto se riscontri incongruenze o intendi agire in base alle informazioni contenute in questo contenuto. Non ignorare mai la guida medica professionale né ritardare il trattamento sulla base di qualcosa che hai letto online, incluso questo materiale, o da qualsiasi altra fonte online. Ricorda sempre che Internet non può curarti; piuttosto, la guarigione avviene attraverso la guida di professionisti medici e la provvidenza di Dio.

Sommario

Panoramica (gotta)

La gotta è una forma dolorosa di artrite. L'artrite è una malattia che provoca dolore e gonfiore alle articolazioni e i tipi più comuni di artrite includono l'artrosi e l'artrite reumatoide.

Quando il tuo corpo ha acido urico in eccesso, possono formarsi cristalli taglienti nelle articolazioni (di solito nell'alluce). Le riacutizzazioni di sintomi come dolore e gonfiore vanno e vengono in periodi chiamati attacchi di gotta. Il trattamento è solitamente una combinazione di gestione dei sintomi e cambiamento della dieta

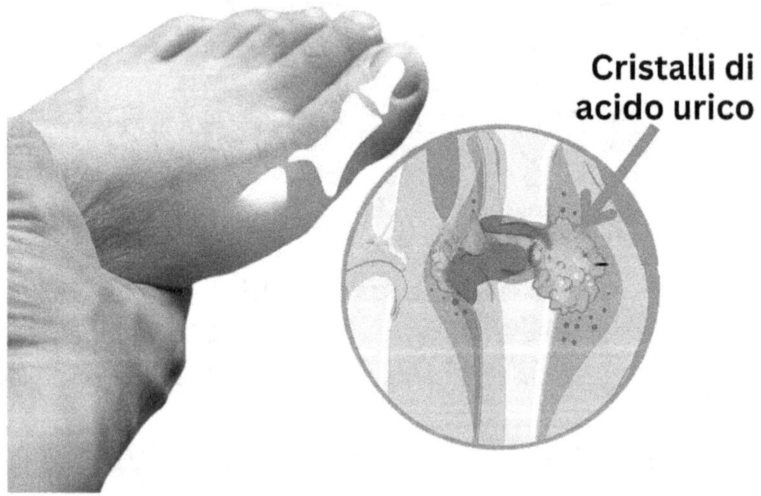

Sezione 1
Cos'è la gotta?

La gotta è un tipo di artrite infiammatoria che provoca dolore e gonfiore alle articolazioni. Un aumento dell'accumulo di acido urico, o un eccesso di acido urico nel sangue, può portare alla gotta. Questa condizione è caratterizzata dall'accumulo di minuscoli cristalli nelle articolazioni, che possono causare disagio, gonfiore e difficoltà nel movimento delle articolazioni colpite. Questi cristalli di acido urico possono anche accumularsi sotto la nostra pelle, formando noduli bianchi rilevati noti come "tofi gottosi".

Un attacco di gotta solitamente comprende gonfiore locale, calore, arrossamento e dolorabilità in un'articolazione, soprattutto nel piede, nella caviglia o nel ginocchio. Alcuni pazienti hanno febbre e brividi come primo avvertimento dell'arrivo di un attacco di gotta. Il dolore è causato dai cristalli che si formano dentro e attorno alle articolazioni.

La gotta è più comune negli uomini e il fattore di rischio aumenta con l'età. Si verifica nelle persone che hanno alti livelli di urato (acido urico) nel sangue. Nonostante ciò, la presenza di acido urico nel sangue non è motivo di preoccupazione. Il nostro corpo crea quotidianamente urato scomponendo le purine. Le purine sono sostanze chimiche create naturalmente nel nostro corpo ma sono presenti anche in alcuni alimenti che mangiamo. È da qui che ha origine l'acido urico.

Man mano che l'urato aumenta, il nostro corpo elimina tutto l'eccesso attraverso i reni e le urine. Il problema si verifica solo quando il nostro corpo produce troppo acido urico o i nostri reni non sono in grado di eliminarne una quantità sufficiente. Poiché il corpo non riesce a farlo stabilizzare il livello di urato, i cristalli inizieranno a formarsi. Si verificano principalmente all'interno e attorno ai tessuti articolari solidi come la cartilagine. I cristalli possono anche apparire sotto la pelle e possono anche trovarsi negli organi interni come i reni.

Le scelte di stile di vita non sono la ragione principale per cui la maggior parte delle persone soffre di gotta. Le persone credono sempre che mangiare troppo e bere troppo alcol siano le principali cause della gotta. Anche se questo può rendere più probabili gli attacchi di gotta, non è sempre così. Ogni giorno, circa tre quarti dell'acido urico nel nostro organismo deriva dalla scomposizione delle purine prodotte all'interno del nostro corpo, mentre solo circa un quarto deriva dalla scomposizione delle purine presenti negli alimenti e nelle bevande che consumiamo.

L'articolazione dell'alluce è quella più colpita dalla gotta. Tuttavia, potrebbe avere un impatto su più articolazioni,
come:

> Ginocchia.

> Caviglie.

> Piedi.

> Mani

> Polsi.

> Gomiti.

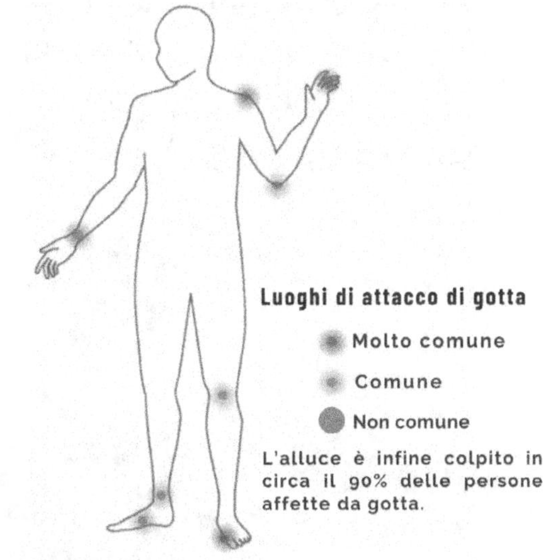

I sintomi della gotta vanno e vengono (ricorrono) in episodi chiamati riacutizzazioni o attacchi di gotta. Un operatore sanitario suggerirà farmaci e modifiche alla dieta che abbassano i livelli di acido urico e ridurranno al minimo la frequenza con cui si verificano attacchi di gotta in futuro.

A livello globale, la gotta sta diventando sempre più comune, probabilmente a causa dei cambiamenti nella dieta in tutto il mondo negli ultimi anni e dell'invecchiamento della popolazione.

La prevalenza della gotta è superiore all'1% nella maggior parte dei paesi sviluppati, tra cui Stati Uniti (3,9%), Australia (5,2%), Canada (3,8%), Grecia (4,75%), Germania (1,4%) e Regno Unito (2,5%).

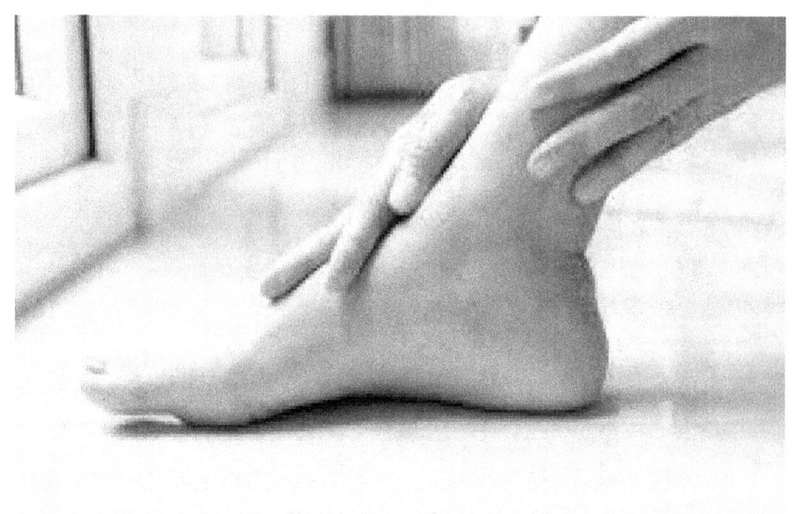

Sezione 2
Cause della gotta

Un accumulo di acido urico in eccesso nel corpo (sangue) provoca la gotta.

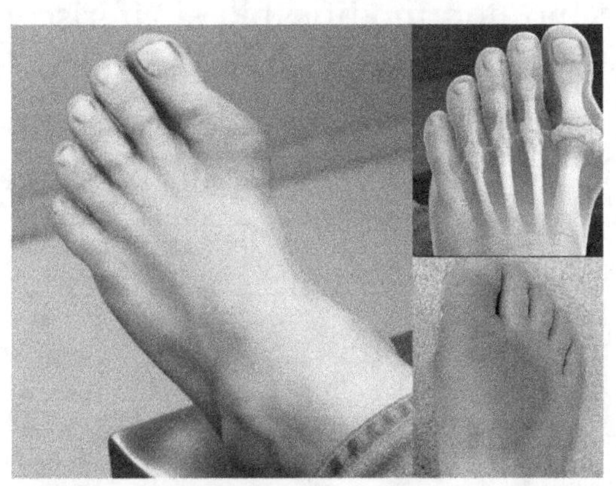

Il tuo corpo produce naturalmente acido urico quando scompone le sostanze chimiche chiamate purine presenti in alcuni cibi e bevande. I reni solitamente filtrano l'acido urico dal sangue e poi lasciano il corpo quando fai pipì. A volte il tuo corpo produce troppo acido urico o i tuoi reni non lo rimuovono dal sangue abbastanza velocemente. Quando il tuo corpo ha alti livelli di acido urico (iperuricemia), i cristalli di acido urico possono accumularsi e depositarsi nelle articolazioni. I cristalli taglienti si aggregano e causano improvvisi episodi di dolore, gonfiore e altri sintomi. Avere livelli temporaneamente alti di acido urico non significa che svilupperai sicuramente la gotta. Molte persone con iperuricemia non sviluppano mai la gotta.

Fattori di rischio della gotta

La gotta è causata dall'accumulo di cristalli nelle articolazioni, un processo normale e naturale provocato da un eccesso di acido urico nel sangue.

I fattori di rischio non modificabili si riferiscono a quelle caratteristiche che aumentano il rischio di un individuo di sviluppare la gotta e non possono essere modificati. I fattori di rischio modificabili sono quelli che riguardano la nostra capacità di controllare alcuni degli elementi che aumentano il rischio di sviluppare la gotta.

Fattori di rischio modificabili

☑ Dieta

Quando si mangiano troppi pasti grassi come hamburger e cola provenienti da catene di fast food, ad esempio, il corpo avrà difficoltà a eliminare l'acido urico in modo naturale e può verificarsi la gotta.Mangiare o bere cibi ricchi di purine ha maggiori probabilità di portare a livelli elevati di acido urico nel corpo che causano la gotta, tra cui:

> **Bevande e dolci zuccherati:** Lo zucchero da tavola standard è composto per metà da fruttosio (zucchero della frutta), che si scompone in acido urico. Qualsiasi cibo o

bevanda ad alto contenuto di zucchero può scatenare la gotta.

➤ **Sciroppo di mais ad alto fruttosio:** Questa è una forma concentrata di fruttosio. I prodotti alimentari confezionati e gli snack trasformati possono contenere grandi quantità di sciroppo di mais ad alto contenuto di fruttosio.

➤ **Alcol:** Anche se non tutte le bevande alcoliche sono ricche di purine, l'alcol impedisce ai reni di eliminare l'acido urico, riportandolo nel corpo, dove continua ad accumularsi.Anche bere più di due bevande alcoliche al giorno aumenta il rischio.

➤ **Carni d'organo**: Tra questi vi sono il fegato, la trippa, le animelle, la cervella ed i reni.

➤ **Carni di selvaggina:** Specialità come l'oca, il vitello e la selvaggina contengono tutte un elevato contenuto di purine.

➤ **Alcuni frutti di mare:** Aringhe, capesante, cozze, merluzzo, tonno, trota ed eglefino.

➤ **Carne rossa:** Manzo, agnello, maiale e pancetta.

➤ **Tacchino**: Tacchino particolarmente lavorato.

➤ Sughi e sughi di carne.

☑ **Obesità**

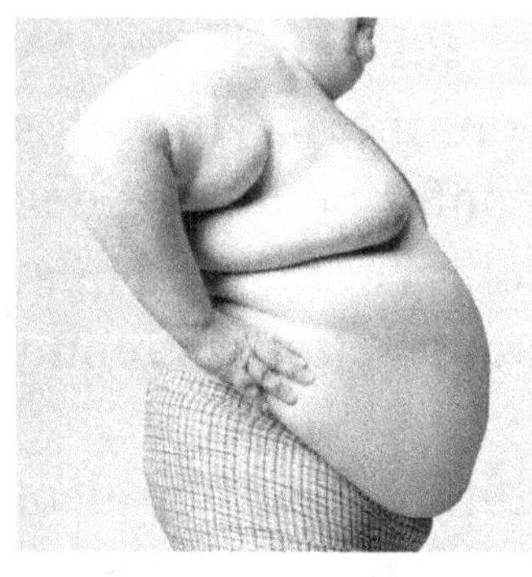

Essere in sovrappeso aumenta il rischio di gotta, anche con una dieta relativamente sana. Questo perché il tuo corpo produce più acido urico e i tuoi reni hanno più difficoltà a processarlo ed eliminarlo. Un'eccessiva assunzione di cibo aumenta la produzione di acido urico da parte dell'organismo. I reni dovranno lavorare molto duramente per eliminarlo e aumentare il rischio di un attacco di gotta. A un paziente con diagnosi di gotta verrà consigliato di apportare cambiamenti allo stile di vita che gli consentiranno di perdere peso.

Fattori di rischio non modificabili

➢ **Storia familiare:** Avere un membro della famiglia Avendo un genitore biologico o un nonno che ha la gotta ci espone a un rischio maggiore di sviluppare la gotta.

➢ **Età:** La gotta diventa più comune man mano che invecchiamo, in parte perché abbiamo maggiori probabilità di contrarre altre malattie con l'avanzare dell'età.

- ➢ **Genere:** Spesso considerata una condizione maschile, la gotta colpisce oltre quattro volte più uomini che donne. Anche le donne possono sviluppare la condizione, ma di solito ciò accade solo dopo la menopausa: estrogeni rilasciati durante il ciclo riproduttivo femminile accelera l'eliminazione dell'acido urico da parte dei reni.

- ➢ **Background razziale:** Le persone di origine afro-caraibica hanno maggiori probabilità di avere la gotta rispetto alle persone di origine bianca europea La probabilità di avere la gotta è ancora molto più alta nelle persone provenienti da parti del Sud-Est asiatico e dell'Australasia.

- ➢ **Farmaco:** I farmaci diuretici assunti per aiutare ad abbassare la pressione alta possono aumentare i livelli di acido urico. Anche i pazienti con artrite reumatoide o psoriasi che assumono farmaci che sopprimono il sistema immunitario hanno un rischio maggiore di contrarre la malattia gotta. Se a un paziente viene diagnosticata la gotta, un medico potrebbe modificare i farmaci per garantire livelli più bassi di acido urico. Anche l'uso di altri farmaci come salicilati, ciclosporina, niacina e levodopa può portare alla gotta.

L'uso di alcuni farmaci può causare un aumento dei livelli di acido urico. Alcuni di questi farmaci possono includere;

- Aspirina a basso dosaggio
- Diuretici tiazidici (comunemente prescritti per l'ipertensione)
- Farmaci diuretici (pillole d'acqua),
- Immunosoppressori.

➢ **Condizioni mediche:** Gotta Tende ad andare di pari passo con altre malattie. A volte, avere altre malattie rende più difficile il trattamento della gotta o può significare che i medici devono prestare attenzione nella scelta dei farmaci da prescrivere.

Degenza ospedaliera recente: interventi chirurgici o traumi recenti sono stati associati ad un aumento del rischio di gotta. Questo perché i livelli di liquidi spesso fluttuano durante la degenza ospedaliera e i pazienti potrebbero anche essere sottoposti a terapia con diuretici a seconda della natura della loro malattia.

Le persone con determinate condizioni di salute hanno maggiori probabilità di sviluppare la gotta, tra cui:

- Sovrappeso o obesità.

- Insufficienza cardiaca congestizia. (Malattia cardiovascolare)
- Diabete.
- Ipertensione (pressione alta).
- Nefropatia.
- Cancro al sangue.

Quando non stiamo bene o non siamo in grado di essere attivi, impegnarci badante dedicato come a trovarci a casa e assistere nelle attività quotidiane può essere utile.

Sezione 3
Sintomi della gotta

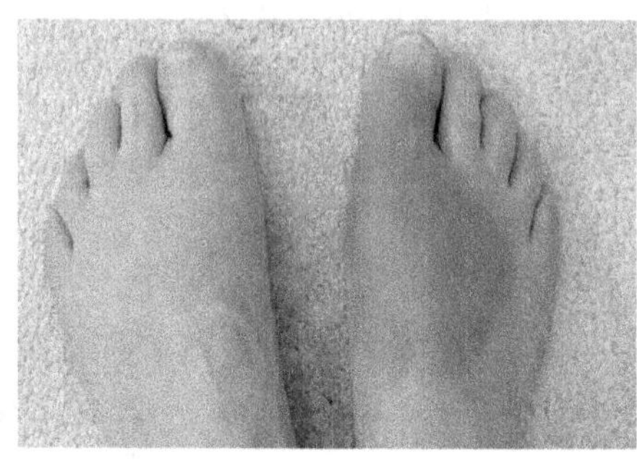

La gotta di solito causa rossore,articolazioni gonfie. Il gonfiore potrebbe far sembrare le articolazioni grandi, calde e tese. La gotta può essere dolorosa e influenzare la vita delle persone e la loro capacità di prendersi cura di se stessi in modo adeguato.

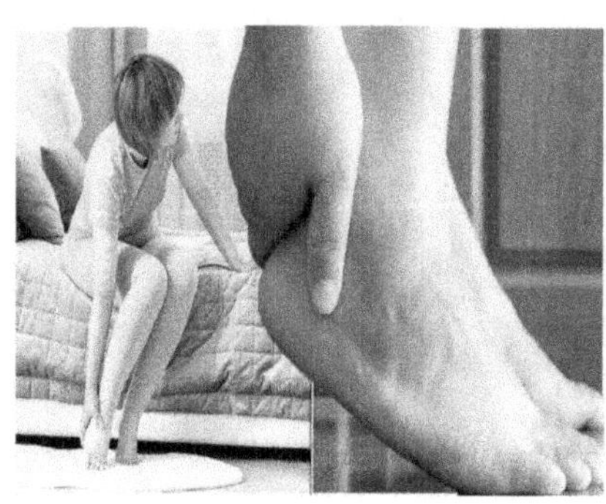

Il dolore articolare è solitamente più grave entro le prime 4-12 ore e il disagio persistente può durare da giorni a settimane dopo. Man mano che la gotta progredisce, potresti non essere in grado di muovere normalmente le articolazioni.

I sintomi della gotta possono essere simili a quelli di altre condizioni, motivo per cui è importante consultare un operatore sanitario autorizzato per una diagnosi definitiva. Senza una diagnosi accurata, potresti ricevere il trattamento sbagliato che potrebbe essere inefficace o addirittura dannoso.

Sezione 4
Diagnosi di gotta

Il dolore articolare può derivare da una serie di condizioni, quindi è necessario consultare un medico autorizzato per una valutazione e per confermare una diagnosi.

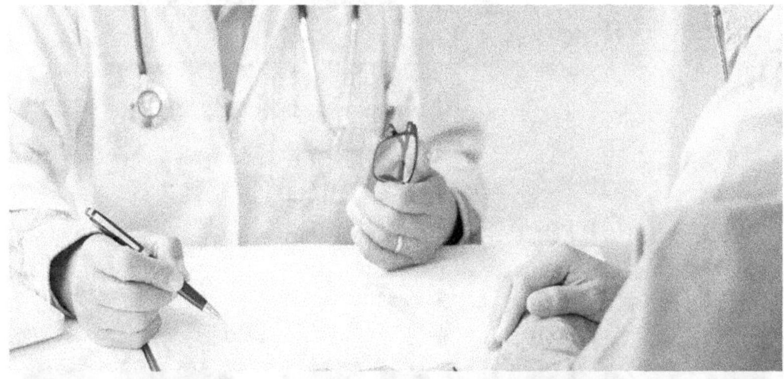

Esistono diversi trattamenti disponibili per la gotta, quindi è importante consultare un medico, che potrà quindi creare un piano di trattamento su misura per te.

Per diagnosticare la gotta, un operatore sanitario diagnostica la gotta con un esame fisico. Ti chiederanno dei tuoi sintomi ed esamineranno le articolazioni colpite. Informa il tuo medico quando hai notato per la prima volta sintomi come dolore e gonfiore nell'articolazione e con quale frequenza i sintomi vanno e vengono.

Opzioni di test diagnostici clinici per la gotta

Il tuo medico potrebbe utilizzare alcuni test di imaging per scattare foto delle articolazioni colpite. Questi test possono anche mostrare se la gotta ha causato cambiamenti nelle articolazioni. Potresti aver bisogno di:

- Raggi X.

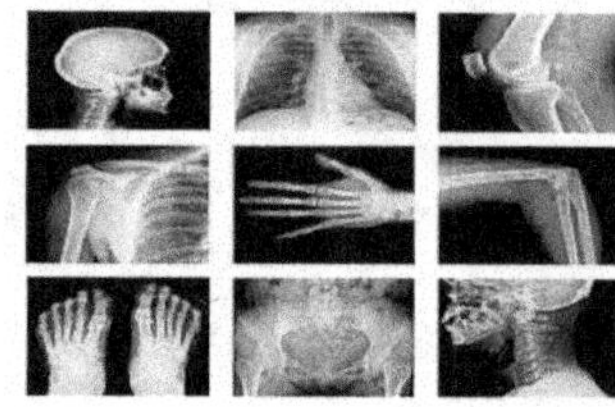

- Ultrasuoni.

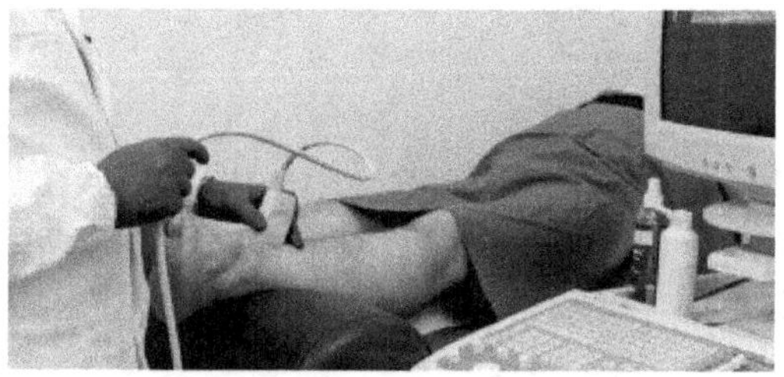

- Risonanza magnetica (MRI).

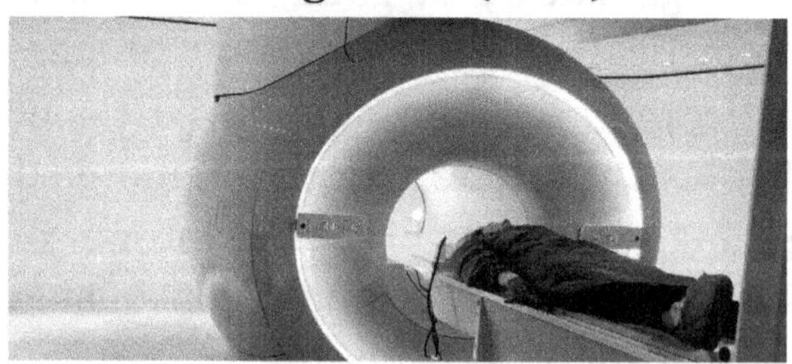

- Una scansione TC (tomografia computerizzata), in particolare una scansione TC a doppia energia.

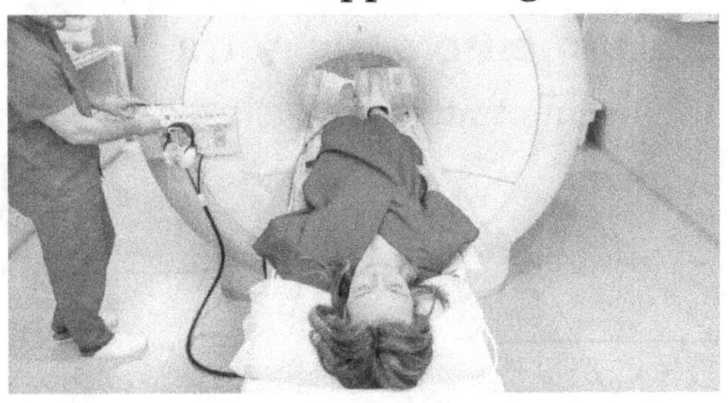

Altri test comuni per diagnosticare la gotta includono:
  - Esami del sangue per misurare l'acido urico nel sangue.

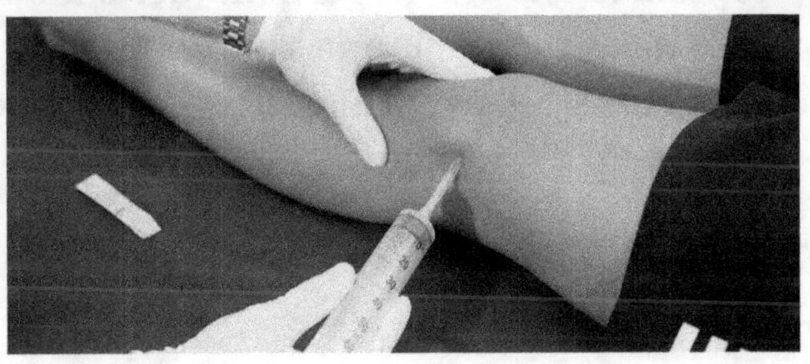

  - Aspirazione articolare: utilizzo di un ago per rimuovere un campione di fluido all'interno di un'articolazione.

Sezione 5
Gestione e trattamento
Trattamento della gotta

Ottenere un trattamento entro 24 ore da un attacco

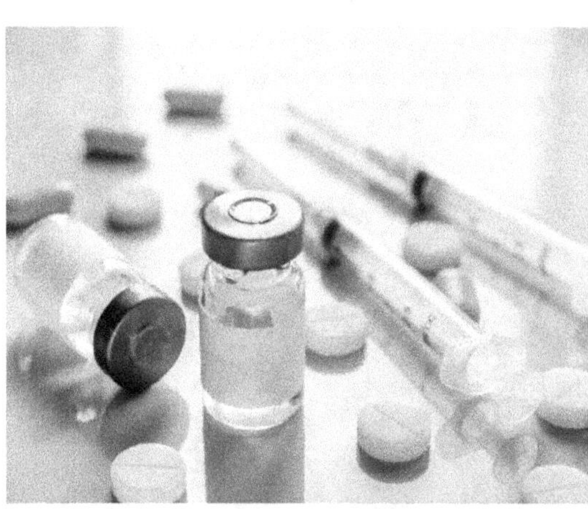

di gotta può aiutare a ridurre la durata e la gravità. Se avverti un improvviso attacco di gotta, informi il medico il prima possibile. Il medico può quindi prescrivere farmaci, condurre un test del liquido articolare o iniettare farmaci per alleviare rapidamente l'infiammazione.

Il trattamento della gotta è solitamente una combinazione tra la gestione dei sintomi durante una riacutizzazione e la riduzione della frequenza con cui si consumano cibi e bevande ad alto contenuto di purine.

Gestire la gotta con una dieta sana

Adottare una dieta favorevole alla gotta, a basso contenuto di purine, può ridurre notevolmente il rischio di sviluppare la gotta e la frequenza degli attacchi di gotta. Mangiare molta frutta e verdura ed evitare gli alimenti noti per contribuire alla gotta sono ottimi modi per mantenere un peso sano, un modo importante per prevenire la gotta e per rimanere sani a tutto tondo.

Ecco alcuni alimenti che possono aiutare a prevenire o gestire la gotta e gli alimenti che le persone con la gotta dovrebbero evitare.

☑ Gli alimenti che aiutano a prevenire la gotta includono:

Carboidrati

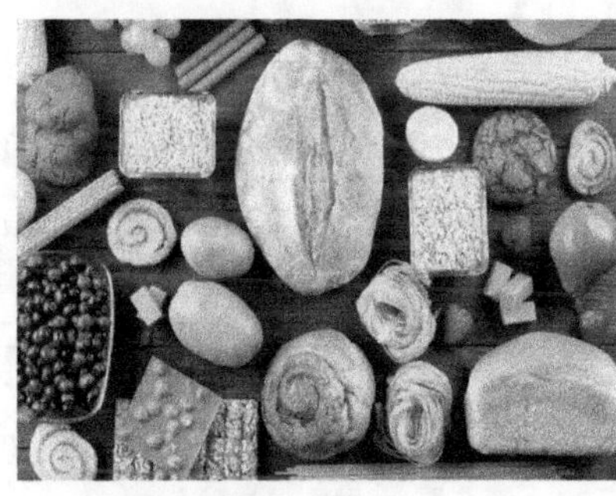

Alimenti di base come riso, patate, alimenti a base di mais e alimenti a base di grano come il pane possono aiutare a ridurre il rischio di gotta. Il miglior tipo di carboidrati da scegliere per la salute a tutto tondo e per prevenire la gotta sono i carboidrati complessi. I carboidrati complessi come gli alimenti integrali e il riso integrale impiegano più tempo a scomporsi nel corpo e migliorano la salute dell'intestino e del sistema cardiovascolare.

Acqua

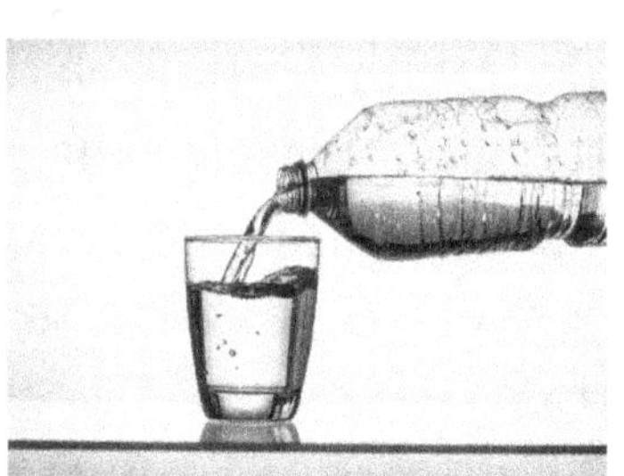

Bere molti liquidi è importante per ridurre l'impatto della gotta, nonché per migliorare la salute generale e la funzione renale. La maggior parte delle persone dovrebbe mirare a bere 8 bicchieri d'acqua al giorno, ovvero circa 2 litri. Tuttavia, se il tuo medico ti ha detto di limitare l'assunzione di liquidi, è importante seguire il consiglio dell'operatore sanitario che ti conosce meglio.

Frutta e verdura

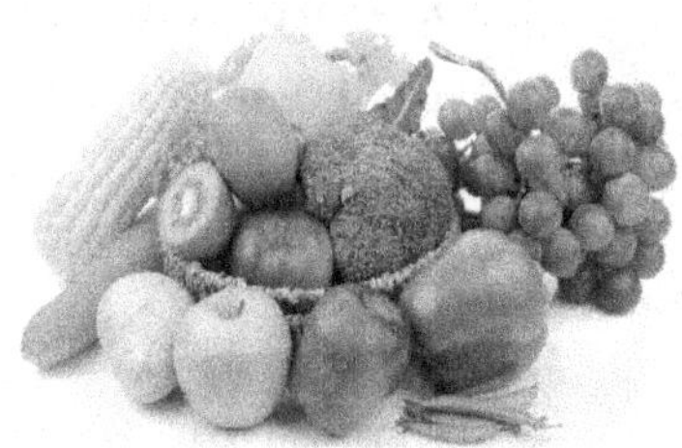

Una dieta sana dovrebbe contenere un'ampia varietà di frutta e verdura per mantenere la salute generale e ridurre il rischio di gotta.

Carne magra

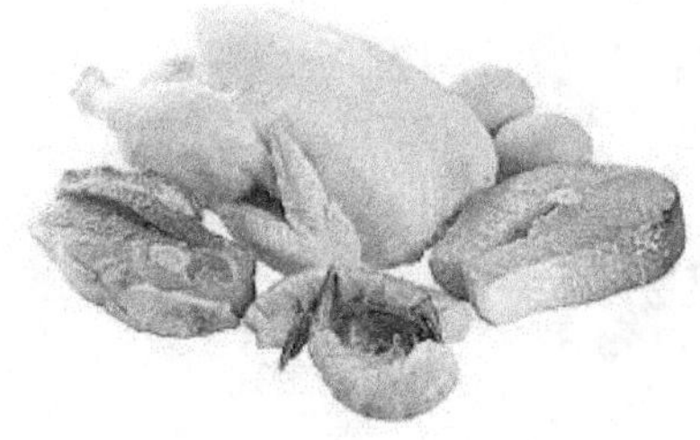

Quando possibile, scegli pesce, pollame, latticini a basso contenuto di grassi e proteine vegetali rispetto a carni ad alto contenuto di grassi come il manzo.

☑ Gli alimenti da evitare includono;

carne rossa

Ridurre il consumo di carne, soprattutto quella ricca di purine, può ridurre significativamente il rischio di sviluppare la gotta.

Carni d'organo (frattaglie)

È noto che anche fegato, reni, animelle e altri organi possono scatenare attacchi di gotta.

Frutti di mare

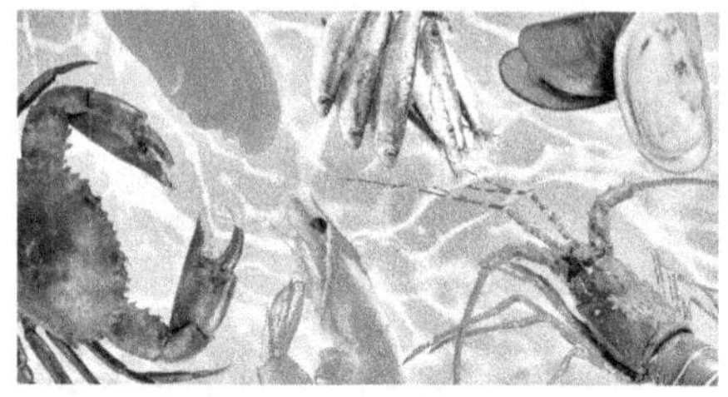

I crostacei, le acciughe e le sardine in particolare sono ricchi di purine che causano la gotta. Tuttavia, la moderazione è fondamentale poiché i pesci hanno molti altri benefici per la salute.

Alcol

Bere alcol è uno dei fattori scatenanti più noti della gotta. Alcuni tipi di alcol sembrano comportare i maggiori rischi – birra e superalcolici in particolare – ma evitare o ridurre l'assunzione di alcol in generale è consigliabile per le persone inclini alla gotta, soprattutto durante una riacutizzazione.

Fruttosio

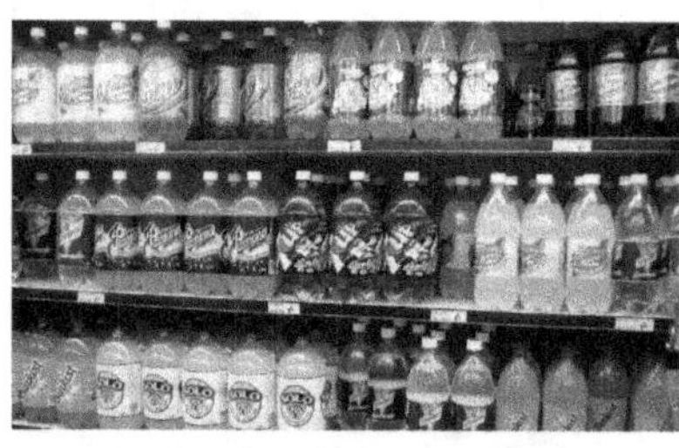

Il fruttosio è uno zucchero presente nella frutta che è strettamente legato al rischio di gotta. Gli alimenti ad alto contenuto di fruttosio sono le bevande analcoliche zuccherate, i succhi e gli zuccheri fortemente trasformati come lo sciroppo di mais.

Sebbene la frutta stessa contenga fruttosio, è comunque una parte importante di una dieta sana. Pertanto, chi soffre di gotta dovrebbe continuare a mangiare frutta con moderazione, ma evitare il più possibile gli zuccheri trasformati e la soda.

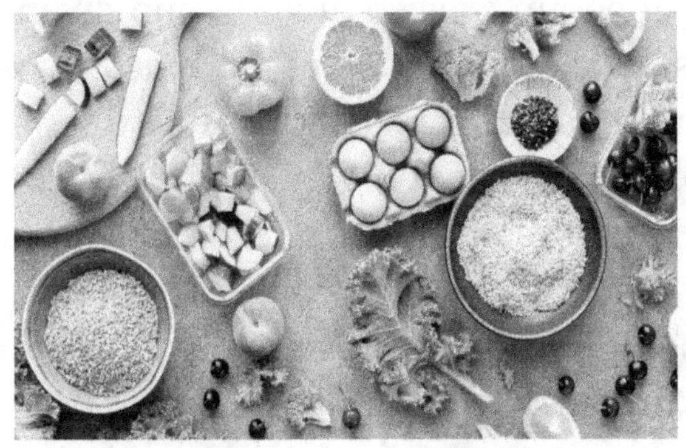

Gli studi hanno dimostrato che le persone che mangiano uova, latticini e cibi a base vegetale avevano il rischio più basso di gotta, e mentre le persone che seguivano una dieta rigorosamente a base vegetale erano leggermente più inclini alla gotta, il gruppo che mangiava più carne era a rischio di gotta. rischio significativamente più elevato.

Se stai cercando di ridurre il consumo di carne, sono disponibili alternative vegetariane alla carne, ma alcune sono migliori di altre nel ridurre il rischio di gotta. Gli alimenti a base di microproteine come Quorn e le proteine della soia hanno un contenuto di purine relativamente più alto rispetto alle proteine a base di grano o uova.

Potenziali complicanze della gotta non trattata

Se non trattata, la gotta può causare danni a lungo termine alle articolazioni e può essere potenzialmente dannosa e debilitante. Senza una corretta gestione, un attacco di gotta può diventare grave e causare danni permanenti all'articolazione.

La continua infiammazione e l'accumulo di cristalli irritanti nelle articolazioni di una persona affetta da gotta possono aumentare il rischio di infezione articolare. Poiché i sintomi di un'infezione articolare possono essere facilmente confusa come un semplice attacco di gotta, le persone spesso lo sono ignaro che la loro articolazione è infetta, con conseguente ritardo del trattamento. Ciò può portare all'artrite settica, una condizione potenzialmente pericolosa per la vita.

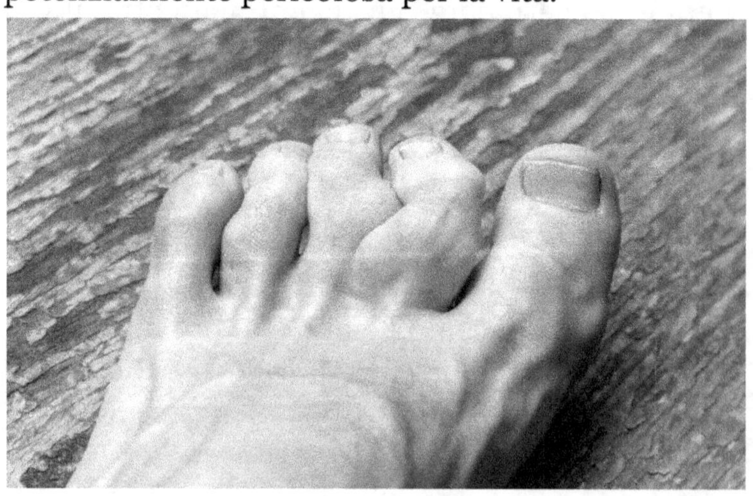

Sezione 6
Farmaci per la gotta

Sebbene una dieta e uno stile di vita sani siano ottimi modi per prevenire la gotta e molte altre malattie, alle persone che soffrono di attacchi di gotta possono anche essere prescritti farmaci. Alcuni farmaci vengono assunti a lungo termine per ridurre il rischio di attacchi ricorrenti, mentre altri devono essere assunti durante un attacco di gotta.

Il tuo medico potrebbe suggerire farmaci per aiutarti a gestire i sintomi, tra cui:

Farmaci per la prevenzione della gotta a lungo termine

I farmaci a lungo termine vengono solitamente prescritti per ridurre la quantità di acido urico nel corpo. Funzionano riducendo la quantità di acido urico prodotto o controllando il modo in cui viene espulso dal corpo. I farmaci più comuni per il trattamento della gotta a lungo termine sono assunti sotto forma di pillola e includono:

> ➤ **Allopurinolo Riduce** la quantità di acido urico prodotta dal corpo. Di solito non viene avviato durante un attacco acuto di gotta: può peggiorare la riacutizzazione, anche se a

lungo termine riduce il rischio di ulteriori attacchi.

> **Febuxostat** funziona in modo simile all'allopurinolo per impedire all'organismo di produrre una quantità eccessiva di acido urico.

> **Probenecid Aiuta** ad aumentare la quantità di acido urico espulso dai reni, riducendo la quantità nell'organismo.

> **Pegloticasi:** L'iniezione di pegloticasi è usata per trattare la gotta cronica in pazienti adulti che sono già stati trattati con altri medicinali che non hanno funzionato bene. La gotta è una condizione causata da un eccesso di acido urico nel sangue (iperuricemia). L'iniezione di pegloticasi agisce provocando la produzione di meno acido urico da parte dell'organismo.

Il medico può consigliarle di assumere farmaci ogni giorno per prevenire la gotta. Ciò può significare prenderlo anche quando non si avvertono sintomi di gotta. Dopotutto, prevenire è sempre meglio che curare.

Farmaci per attacchi acuti di gotta

Gli attacchi dolorosi di gotta vengono solitamente gestiti con farmaci antinfiammatori, farmaci che aiutano a ridurre il gonfiore. Questi tipi di medicinali sono talvolta noti come "FANS". L'ibuprofene è il FANS più comune, che può essere presentato con il marchio Nurofen.

Ecco alcuni dei farmaci più comuni prescritti per gli attacchi di gotta:

➢ **FANS**: I FANS da banco (OTC), come l'ibuprofene e il naprossene, possono ridurre il dolore e il gonfiore durante un attacco di gotta. Alcune persone con malattie renali, ulcere allo stomaco e altri problemi di salute non dovrebbero assumere FANS. Parla con il tuo fornitore prima di prendere i FANS.

➢ **Colchicina** È un altro medicinale comunemente usato in un attacco di gotta. Sia la colchicina che l'ibuprofene possono causare alcuni effetti collaterali, quindi di solito sono raccomandati solo per un breve periodo di tempo o a basse dosi per una gestione a lungo termine. Sebbene l'aspirina abbia proprietà antinfiammatorie, non è consigliata per il trattamento della gotta. Tuttavia, se devi assumere l'aspirina per un altro motivo, ad esempio per gestire una malattia cardiaca o il rischio di ictus, è importante continuare a prenderla a meno che il medico non ti dica di non farlo.

➤ **Corticosteroidi:** I corticosteroidi sono farmaci da prescrizione che riducono l'infiammazione. Il tuo fornitore potrebbe prescrivere pillole orali (per via orale). Possono anche iniettare corticosteroidi nelle articolazioni colpite o in un muscolo vicino all'articolazione (per via intramuscolare).

Dieta a basso contenuto di purine per la gotta

Il tuo medico potrebbe suggerirti di seguire una dieta a basso contenuto di purine. Una dieta a basso contenuto di purine ti incoraggia a consumare meno cibi e bevande ad alto contenuto di purine. Ciò contribuirà a ridurre l'acido urico nel corpo. Ti incoraggia anche a mangiare alcuni cibi selezionati che possono ridurre i livelli di acido urico.

Sezione 7
Attacco di gotta

Un grave attacco di gotta, noto come "gotta 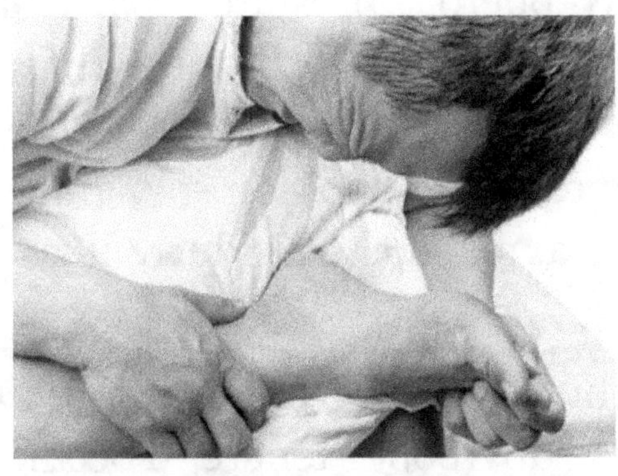 acuta" o "riacutizzazione" della gotta, può manifestarsi all'improvviso. Tuttavia, le persone possono spesso trascorrere lunghi periodi tra un attacco e l'altro. Gli attacchi di gotta a volte sembrano essere causati da periodi di stress o da altre malattie. Le persone inclini alla gotta potrebbero scoprire che un attacco può verificarsi dopo aver sbattuto le articolazioni colpite, ad esempio dopo aver urtato un gomito o aver subito un livido al ginocchio.

In un grave attacco di gotta, il dolore e la difficoltà nell'utilizzo delle articolazioni colpite possono avere un grave impatto sulla vita, influenzando la mobilità, il sonno e la capacità di svolgere attività quotidiane. Il semplice fatto di convivere con il dolore può avere effetti negativi sul benessere fisico e mentale.

Prevenire l'attacco di gotta

Coloro che hanno maggiori probabilità di sviluppare la gotta a causa di fattori di rischio non modificabili come il sesso o la storia familiare dovrebbero prestare particolare attenzione nella gestione dei fattori di rischio che è possibile controllare. Modificare la dieta e mantenere un peso sano può non solo aiutare a prevenire la gotta, ma anche a ridurre il rischio di altre malattie.

La dieta è la chiave per prevenire la gotta. Chi soffre di gotta dovrebbe tenere d'occhio la quantità di cibo che mangia ogni giorno. Dovrebbero essere evitati gli alimenti che aumentano il rischio di attacchi. L'attività fisica è fortemente incoraggiata perché anche perdere peso può essere molto utile. Ma mantenere un peso e una dieta sani non previene le complicazioni della gotta; saranno comunque necessari farmaci per raggiungere il livello target di acido urico.

☑ Ruolo della dieta

Il controllo della dieta nei pazienti con gotta è molto utile per coloro che hanno appena iniziato a prendere farmaci per abbassare il livello di acido urico. Dovrebbero cercare di evitare di mangiare grandi quantità di cibi ricchi di purine. Questi alimenti non sono da eliminare completamente dalla dieta ma da consumare con moderazione:

➤ Carni rosse, selvaggina e frattaglie come selvaggina, rognoni, coniglio e fegato

➤ Frutti di mare, in particolare pesci grassi come acciughe, aringhe e sardine, nonché crostacei come cozze e granchi

➤ Alimenti ricchi di estratti di lievito come Marmite, Bovril e Vegemite

➤ Alimenti e bevande trasformati come crocchette, salsicce e bevande gassate

➤ Tutti i tipi di alcol provocano un maggiore riassorbimento di acido urico da parte dei reni, aumentando i livelli di acido urico nel sangue. La birra, in particolare, ha un alto livello di purine e quindi contribuisce all'aumento dell'acido urico nel sangue. Tuttavia, bere un po' di vino non sembra aumentare il rischio di scatenare un attacco.

Mentre gli alimenti che contengono un alto livello di purine ti mettono ad alto rischio di gotta, ci sono tanti altri alimenti in diverse categorie che possono aiutarti a tenere sotto controllo le complicazioni della gotta:

> **Acqua** – Berne almeno due litri di acqua al giorno aiuterà a diminuire la possibilità che si formino calcoli se hai la gotta e hai una storia di calcoli renali,

> **Frutta** - Sebbene la frutta e i succhi di frutta freschi contengono zucchero, i benefici del consumo di frutta superano gli svantaggi. Prova invece a ridurre la quantità di zucchero che consumi da altre fonti

7 alimenti che prevengono la gotta

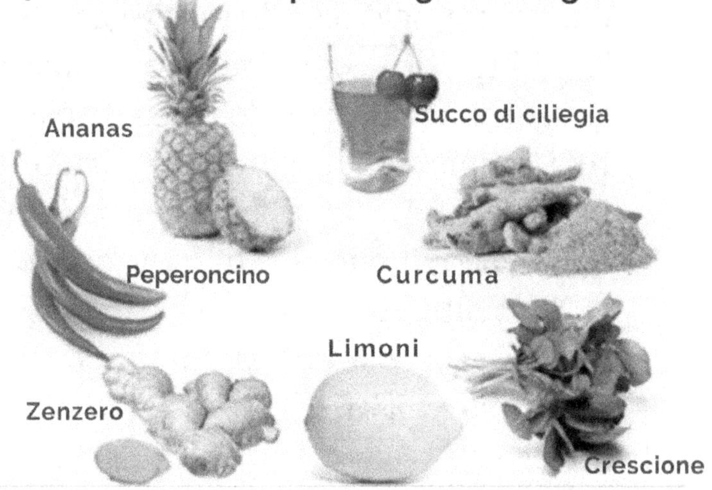

> **Alimenti ricchi di proteine** – Le proteine sono una parte importante della

tua dieta, comunemente provenienti da carne e pesce. Basta attenersi alla propria dieta e assumere le proteine da altre fonti come soia, uova, lenticchie o latticini.

➢ **Vitamina C–** Assicurati che la tua dieta includa molta frutta e verdura.Ricerca ha dimostrato che la vitamina C può ridurre leggermente i livelli di acido urico nelle persone con gotta. Se stai pensando di assumere integratori di vitamina C, chiedi al tuo medico se gli integratori di vitamina C potrebbero interagire con altri farmaci.

➢ **Ciliegie** - La ricerca ha dimostrato che le ciliegie possono ridurre il rischio di avere un attacco acuto di gotta, in particolare se assunto con allopurinolo.

➢ **Latte scremato e magro Yogurt** – Bere latte scremato e mangiare magro Yogurt può aiutare a prevenire gli attacchi di gotta.

➢ **Farina d'avena, germe di grano e crusca** – Queste particolari fonti di carboidrati contengono livelli moderati di purine ma non rappresentano fattori di rischio significativi per la gotta.

☑Attività fisica

Il sovrappeso è stato collegato alla gotta. Per controllare il pericolo di questo disturbo, la dieta e l'attività fisica sono altamente consigliate. L'esercizio fisico è benefico per la salute e il benessere generale, oltre a ridurre il rischio di avere un attacco.

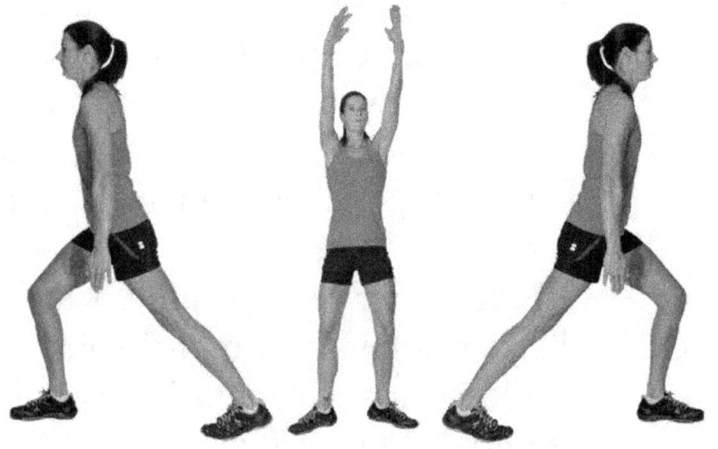

I pazienti con gotta consolidata dovrebbero seguire un programma di esercizi a basso impatto, in particolare se le radiografie mostrano danni all'articolazione del piede. Aumenta gradualmente il carico di lavoro fino a completare le sessioni su base regolare.

Puoi lavorare più a lungo e più duramente in quello che stai facendo man mano che la tua fiducia aumenta. Tieni presente che fare esercizio durante una riacutizzazione della gotta non è mai un'idea intelligente poiché potrebbe peggiorare il disagio. Una volta che il disagio e il gonfiore sono diminuiti, è fondamentale prendersi un po' di tempo libero e guarire prima di tornare alla routine di allenamento. Bruciare calorie è particolarmente utile se si fanno esercizi che causano dispnea.

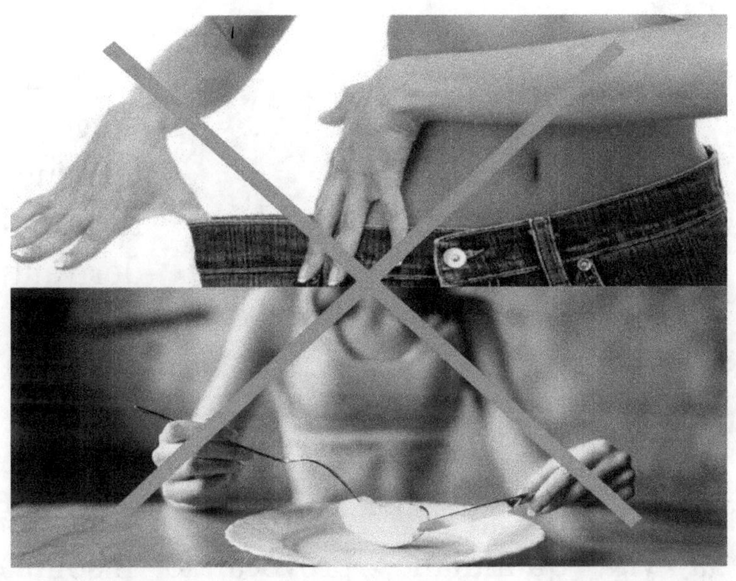

Dovrebbero essere evitate diete dimagranti o da fame perché possono far sì che il corpo distrugga le cellule più rapidamente, il che può aumentare i livelli di urato. In alternativa, dedicati ad attività fisiche divertenti come la danza, la camminata veloce o il tennis in doppio. Trovare un'attività o uno sport che ti piace e che puoi seguire è utile. Mentre alcuni preferiscono stare fuori e respirare aria fresca, altri trovano divertente e motivante iscriversi ad un club sportivo o ad una palestra.

Per i pazienti affetti da gotta, gli effetti emotivi di questa condizione possono avere lo stesso impatto dei sintomi fisici.

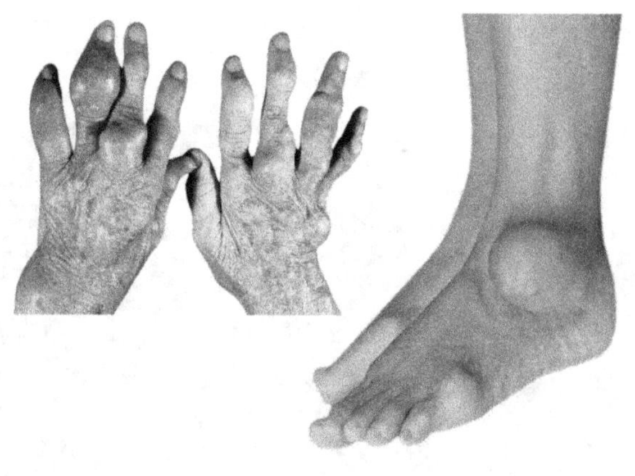

I danni a lungo termine e il forte dolore derivanti dagli attacchi di gotta possono influenzare la vita quotidiana, provocando insonnia e compromettendo la salute mentale. Di tanto in tanto, la gotta potrebbe avere il sopravvento. Con l'aiuto di assistenza professionale nella comodità di casa tua potrai recuperare meglio e mantenere il tuo benessere più a lungo.

Vivere con la gotta

Se non trattata, la gotta può essere una condizione molto dolorosa che potrebbe avere conseguenze a lungo termine. Le persone che soffrono di gotta hanno spesso molti problemi di salute perché i fattori di rischio per la gotta sono associati anche ad altre gravi malattie.

Senza gotta, come con altri problemi di salute problemi o mobilità problemi Ciò riduce la nostra capacità di prenderci cura di noi stessi, a volte può essere difficile continuare a condurre il tipo di vita di cui godiamo. Quando abbiamo solo bisogno di un piccolo aiuto aggiuntivo a casa o per uscire, avere assistenti domiciliari impegnati e qualificati può fornire il supporto di cui abbiamo bisogno per superare i momenti difficili. Puoi continuare a condurre lo stile di vita appagante, attivo e sano che meriti quando ricevi cure di alta qualità nel comfort di casa tua.